AF461025

NOUVELLE ANALYSE CHIMIQUE

DE

L'EAU THERMALE

DE

BALARUC-LES-BAINS

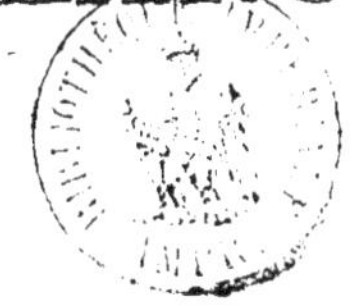

PAR

M. A. BÉCHAMP

PROFESSEUR A LA FACULTÉ DE MÉDECINE DE MONTPELLIER

ET

M. A. GAUTIER

PRÉPARATEUR DE CHIMIE A LA MÊME FACULTÉ

MONTPELLIER

BOEHM ET FILS, IMPRIMEURS, PLACE DE L'OBSERVATOIRE

Éditeurs du MONTPELLIER MÉDICAL.

1861

NOUVELLE ANALYSE CHIMIQUE

DE

L'EAU THERMALE DE BALARUC-LES-BAINS.

INTRODUCTION.

L'eau thermale de Balaruc a été analysée par Brongniart en 1804, par P. Figuier et par Saintpierre en 1809, par M. Rousset en 1840, et par MM. Marcel de Serres et Louis Figuier en 1848.

Pourquoi une nouvelle analyse de l'eau de Balaruc? Pour qu'un chimiste se décide, en effet, à entreprendre le fastidieux et long travail de l'analyse d'une eau minérale, il faut qu'il y soit engagé par des motifs puissants! Nous le dirons sans détour, les analyses antérieures ne nous rendaient pas suffisamment compte des propriétés de cette eau, dont M. le docteur Crouzet, inspecteur de ces thermes, nous racontait les étonnants effets. C'est ainsi que, sans nous arrêter à ses autres propriétés, elle purge à la dose de quelques verres, résultat que n'expliquent en aucune façon les analyses anciennes, comme on le verra plus loin. Non que nous osions affirmer que l'analyse chimique puisse à elle seule remplacer l'analyse clinique, car l'effet thérapeutique final d'une eau minérale est le plus souvent la résultante de l'action combinée de sa nature chimique, de ses propriétés physiques, de sa température, de la continuité de son action, et aussi de choses qui lui sont étrangères, du climat, des influences météorologiques, de son altitude géographique, et enfin des dispositions individuelles apportées par chaque malade. L'homme est double, il y a à considérer son corps et son âme, et la réaction de ces deux côtés de son être l'un sur l'autre. N'est-ce donc rien que ce changement radical pour un Parisien, par exemple, de passer de la grande ville dans la presqu'île de Balaruc, que de venir respirer l'air de la mer, etc. ? N'est-ce rien que la distraction et le renoncement momentané aux soucis de la vie publique? C'est quelque chose enfin que de prendre un bain, d'être pénétré *intus* et *extra* des éléments de l'eau minérale, de la respirer en quelque sorte elle-même pendant que tout le corps y est plongé !

Le médecin doit tenir et tient compte de tout cela. Mais quand il s'agit d'une propriété comme celle de purger, il nous semble que la physiologie comme la médecine demandent quelque chose de plus, et l'on ne doit pas chercher l'explication des phénomènes de cet ordre dans l'influence de quantités impondérables de matière; de même que l'on ne doit pas rechercher la différence d'action d'une eau, loin de sa source, dans la perte de quelque chose d'insaisissable. Nous affirmons que toutes les propriétés médicales-physiologiques d'une eau doivent et peuvent s'expliquer par l'analyse chimique. On répète trop souvent, d'après Chaptal, dit-on, que le chimiste, dans son laboratoire, ne travaille que sur le cadavre d'une eau minérale, que les eaux transportées au loin, ou à leur sortie de la terre, perdent quelque vertu, une certaine vitalité. Grande erreur. Non, ici comme ailleurs, dans la nature rien ne se perd, comme rien ne se crée; et le chimiste qui remplit une bouteille d'eau à la source, emporte dans son cabinet tout ce qui y existait, tout ce qu'il y a mis: il n'a pas emporté un cadavre, il a emporté l'eau elle-même, ni moins ni plus. Nous nous trompons, il n'emporte pas la chaleur des eaux thermales, mais il en a tenu compte et possède par conséquent la totalité de l'eau; car nous n'en sommes plus au temps où Anglada[1] avait besoin de démontrer que la chaleur des eaux minérales est de même nature que celle de l'eau que l'on chauffe.

---

[1] Anglada, Mémoires pour servir à l'histoire générale des eaux minérales sulfureuses et des eaux thermales. 1827.

L'analyste, donc, tient compte de tout, dans la limite du raisonnable; sans doute l'analyse chimique n'a pas dit son dernier mot, et l'on voit dans les analyses nouvelles, comparées aux anciennes, les colonnes s'allonger, ce qui témoigne d'un progrès dans les méthodes et même dans les procédés. Mais, il faut le dire, si nos devanciers n'ont pas tout dit, c'est que leur méthode était vicieuse, peut-être aussi les procédés appliqués étaient-ils fautifs. Depuis que Thenard a formulé la vraie méthode d'analyse minérale, on a eu le tort de ne pas l'appliquer à l'analyse des eaux. Au lieu de chercher à découvrir tout ce qu'une eau peut contenir d'éléments, on s'attache, suivant certaines règles, à y rechercher tels et tels corps, acides ou bases. La vraie méthode veut que l'on suppose tous les corps connus dans l'eau que l'on analyse; on doit se proposer d'y découvrir, non un à un, mais par groupes naturels, tous ceux qui s'y trouvent.

Ainsi entendue, cette recherche a pourtant ses limites. C'est ce que nous allons nous efforcer d'expliquer, car il importe que l'on sache jusqu'où peut aller la précision analytique. Une balance très-sensible ne permet pas d'apprécier plus de 1/50 de milligramme; par conséquent, toute substance dont la quantité ne dépasse pas ce poids dans un litre d'eau, ne pourra pas y être dosée, et il faudra avoir recours à un plus grand volume d'eau pour en obtenir une quantité suffisante pour la caractériser ou pour la doser : ce sont ces petites quantités de matière que l'on désigne dans les analyses par le mot *traces*. En général, on considère comme traces les quantités inférieures au 1/10 de milligramme et quelquefois au milligramme. Voyons un peu l'importance que peuvent avoir ces petites quantités dans un traitement par une eau minérale. Il est incontestable que l'eau de la mer contient de l'argent. MM. Malaguti, Durocher, et Sarzeaud en ont trouvé environ 1 milligramme par cent litres, ce qui, en supposant la densité de l'eau de mer égale à l'unité, fait au maximum 1/100000000. Ce chiffre est énorme, si l'on calcule le poids de l'argent contenu dans la masse des eaux marines; mais celui qui se proposerait de découvrir cet argent dans un litre d'eau de mer et de le peser, tenterait l'impossible. Il en est de même dans l'analyse des eaux minérales. Lorsque nous dirons, par exemple, que l'eau de Balaruc ne contient pas d'iode, pas d'arsenic, dans des limites déterminées, nous exprimerons ce qui est, mais nous n'affirmerons pas que cent litres n'en contiennent pas 1 milligramme. Cela nous suffit; car nous pourrons fort bien assurer que cet iode serait comme n'y existant pas, pour le médecin qui ne se paie pas de mots. Admettons, en effet, que l'eau de Balaruc contienne autant d'iode que l'eau de la mer contient d'argent; supposons même qu'elle en contienne cent fois plus, soit 1/1000000 : pour qu'un malade absorbât 1 décigramme d'iode, il aurait à avaler cent mille litres d'eau. Or, si l'on suppose une saison d'au moins quarante jours, à dix litres par jour, cela ne fera encore que quatre cents litres, c'est-à-dire 0gr,0004 (4 décimilligr.) d'iode. Avouons-le, à moins d'opinions préconçues, on doit nier que l'action de si petites quantités puisse être admise. Nous l'avons déjà fait pressentir : pour nous, au point de vue thérapeutique, les quantités de cet ordre sont comme si elles n'existaient pas. Mais est-ce à dire qu'il n'y ait pas lieu de rechercher les très-petites quantités, qu'il ne faille pas tenter des expériences du genre de celles de MM. Malaguti et Sarzeaud? Non, certes. Ici, nous parlons en médecin. Pour le naturaliste, il est fort intéressant de savoir qu'il y a de l'argent dans la mer, de l'iode dans les eaux, dans l'air même; mais tirer de là des conclusions à une action thérapeutique, nous paraît chose hasardée.

Indépendamment de ces motifs, il y en avait d'autres qui auraient pu nous décider à entreprendre une nouvelle analyse de l'eau de Balaruc : il était intéressant de savoir si une eau de cette valeur, dont l'étude remonte très-haut, qui a une histoire clinique d'une authenticité incontestable, et en quelque sorte ses annales, n'aurait pas varié dans sa quantité, dans sa température et dans sa composition. De plus, il y avait des doutes sur la réalité de l'existence de certains éléments minéralisateurs de cette eau, tels que le fer, l'iode, l'arsenic; il était enfin utile de savoir si la source thermale est ou n'est pas en communication avec l'eau de l'étang de Thau, dans lequel s'avance comme une presqu'île le territoire de Balaruc, et si l'on pourrait remplacer cette eau par de l'eau de cet étang ou par de l'eau de mer chauffée. Ces motifs expliquent suffisamment, nous l'espérons, l'entreprise d'un travail qui a conduit à des résultats notablement différents de ceux qui ont été obtenus par nos devanciers, qui n'ont pas atteint le même but que nous, parce qu'ils se sont sans doute laissé guider par une méthode différente.

Nous ne nous occuperons pas ici de la géologie de Balaruc, parce qu'on ne connaît pas avec certitude l'origine des eaux, et que cette discussion sans base sûre n'aurait pas la portée que nous lui accorderions volontiers. Nous ne parlerons pas non plus de la topographie, ni de la météorologie, ni du climat de cette localité : ces renseignements se trouveront dans un travail pour lequel M. le docteur Crouzet recueille les éléments depuis plusieurs années, avec une persévérance infatigable [1]. Mais nous allons donner sommairement une idée du plan que nous nous sommes tracé pour notre étude, et l'exposé succinct de la méthode qui a été suivie dans notre analyse.

En premier lieu, il fallait savoir si la composition de l'eau de Balaruc varie sensiblement dans le cours d'une année. Pour cela, nous avons fait quatre analyses dans l'intervalle de douze mois. Cela était d'autant plus nécessaire, que l'on ne connaît pas avec certitude le point précis d'où l'eau émerge du sein de la terre. En comparant ces analyses, on aurait facilement saisi la présence accidentelle d'eaux étrangères. Les analyses ont été faites, à la fin de chaque saison, sur de l'eau prise dans le même bassin, après qu'on en eut, pendant plusieurs heures, rendu l'écoulement libre, afin de se mettre à l'abri des eaux de retour, et toujours à la suite d'un beau temps assez continu. La température de l'air ambiant, celle de la source, la direction du vent étaient notées

---

[1] On peut d'ailleurs consulter les écrits que M. Rousset, MM. Marcel de Serres et L. Figuier ont publiés sur ce sujet.

chaque fois. On se plaçait ainsi dans des conditions que l'on peut toujours facilement réaliser. Ces précautions nous ont paru utiles; car, en analysant l'eau à la fin des saisons, nous l'avions dans l'état de composition tel que la saison peut le produire.

Pour l'analyse complète de l'eau, nous avons fait des expériences à la source et au laboratoire. Les expériences à la source ont été les suivantes : 1° concentration d'une quantité suffisante d'eau, après nous être assurés de l'état de propreté du réservoir ou bassin principal couvert où l'eau s'accumule, d'où elle est distribuée pour la boisson et pour les bains, et acquis la certitude que rien de ce côté ne pouvait troubler nos résultats ; 2° extraction des gaz qui se dégagent sans cesse, mais irrégulièrement, de cette eau ; 3° expériences préliminaires pour le dosage de l'acide carbonique; 4° recueillir un volume d'eau assez considérable pour suffire, au laboratoire, à toutes les vérifications que nous pouvions avoir à faire; 5° détermination de la température de la source. Nous réalisions ainsi des conditions qui, comme nous l'avons dit, sont toujours faciles à reproduire.

La méthode que nous avons suivie peut se définir en peu de mots : élimination par groupes naturels des divers composés, bases ou acides, qui entrent dans la composition de notre eau, c'est l'élimination générique; ensuite, analyse des termes de chaque groupe, c'est l'élimination spécifique. En procédant ainsi, rien d'important dans l'eau de Balaruc ne pouvait nous échapper, surtout en opérant sur un volume d'eau assez considérable.

I. De la quantité de l'eau de Balaruc et de ses qualités physiques.

« La source est unique ; elle est inépuisable. Elle sort de bas en haut, et s'élève à 50 centimètres environ au-dessus du niveau de la mer.... Son fuyant verse journellement dans l'étang de Thau cent mètres cubes d'eau minérale, c'est-à-dire cent mille litres. » (Rousset.)

D'après M. Crouzet, qui a utilisé pour cette détermination un repère des Ponts-et-chaussées situé dans le voisinage, l'eau thermale arrive de bas en haut dans un réservoir dont le fond est plus bas (altitude géographique) que le niveau *des plus basses eaux* de la Méditerranée.

Un jaugeage fait à notre demande par M. le médecin-inspecteur, le 29 novembre 1859, à la suite de vents du nord-ouest prolongés, sur le ruisseau de fuite, a donné en moyenne 332,640 litres par 24 heures.

La *température moyenne* de l'eau de Balaruc ne varie pas sensiblement aux diverses heures du jour ; toutefois, comme nous le verrons, elle peut varier dans l'intervalle de plusieurs années, mais pour revenir toujours à la température moyenne de 47°.

Pour connaître ces variations, nous avons profité des indications anciennes et des nombreuses séries d'observations de M. le docteur Crouzet, ainsi que de nos propres mesures.

En 1809, la température de l'air étant à 20°, P. Figuier trouva 47°,5. En 1840, M. Rousset estime la température de l'eau à 45 ou 50°, et dit qu'elle est habituellement à 47°,5. En 1848, MM. Marcel de Serres et L. Figuier trouvent 45 à 45°,5.

Nous avons sous les yeux les températures prises par M. le docteur Crouzet pendant la période de trois années, 1858-59-60, qui démontrent que la variation de la température de l'eau est relle.

En 1858, cinquante observations faites dans les mêmes conditions, avec le même instrument, depuis le 27 mai jusqu'au 29 octobre, ont donné :

1 fois...........	36°	6 fois..........	42°
1 fois...........	38	12 fois..........	43
5 fois...........	39	4 fois..........	47
3 fois...........	40	10 fois..........	48
6 fois...........	41	2 fois..........	49

En 1859, trente-deux observations faites avec le même instrument, du 11 mai au 6 décembre, ont donné :

2 fois...........	43°	25 fois..........	46°
1 fois...........	44,5	4 fois..........	47
2 fois...........	45,0		

En 1860, quatorze observations faites, du 2 janvier au 14 novembre, ont fourni les résultats suivants :

1 fois...........	37°	1 fois..........	42°,6
1 fois...........	39	1 fois..........	44,2
1 fois...........	41,5	2 fois..........	45
1 fois...........	42	1 fois..........	45,5
2 fois...........	43	3 fois..........	46

Enfin, nos propres observations nous ont donné, dans quatre saisons, les résultats suivants :

Le 3 avril 1859..........	47°	Le 26 oct. 1859..	47°,5 et 48°
Le 15 sept. 1859.........	48	Le 1er mars 1860.	47 et 47,2

La température de l'eau de Balaruc varie donc dans des limites assez étendues, puisque cette variation peut être de 13° ; toutefois, si l'on néglige certaines observations de M. Crouzet, qui se rattachent à des circonstances particulières de pluie, d'orages, il faut reconnaître que la température réelle, normale de cette eau est constante ; car entre la température observée par P. Figuier en 1809 et nos mesures, la différence n'est guère appréciable, puisqu'elle est à peine d'un demi-degré.

La *limpidité* de cette eau est parfaite. De son sein se dégagent sans cesse des bulles de gaz, et sa surface se recouvre ensuite d'une pellicule qui se dépose peu à peu ; mais la quantité de ce dépôt n'est pas considérable, ainsi que l'on en peut juger par celui qui se trouve accumulé dans les réservoirs depuis plusieurs années. Ces dépôts anciens sont ferrugineux, comme leur analyse le montrera. L'eau que nous avons vu couler sur une maçonnerie récente, y a déposé une couche de peroxyde de fer.

La *conservation* en paraît facile. Contrairement à l'assertion de M. Constantin James, l'eau de Balaruc, au lieu de s'altérer promptement, se conserve longtemps, peut-être indéfiniment, dans des vases bien bouchés, ainsi que cela se pratique actuellement par les soins de M. Laurès. En effet, M. Rousset possède de l'eau puisée depuis douze ans, et parfaitement bien conservée. En 1859, M. Laurès nous en a remis une bouteille qui était conservée depuis trois ans, et aujourd'hui (avril 1861), le dépôt formé dans cette eau est presque nul; la limpidité et la saveur de l'eau y sont intactes.

Gazéité. — Comme nous l'avons déja dit, on voit s'élever à la surface de l'eau des bulles de gaz; mais ce dégagement n'est pas continu et son abondance est variable. L'eau de Balaruc ne mousse pas. Nous verrons que ces gaz sont essentiellement composés d'oxygène et d'azote.

L'*odeur* et la *saveur* de notre eau ne sont pas désagréables. L'odeur a été perçue en recevant l'eau dans un vase profond; on l'y agitait et l'on aspirait pendant le refroidissement ; cette odeur nous a paru fade. L'eau froide est sans odeur.

La *saveur* en est franchement salée, comme celle d'un bouillon albumineux, avec un arrière-goût amer, mais cette saveur n'est pas désagréable; malgré la température relativement élevée de l'eau, elle est bue sans répugnance ; elle est facilement supportée et digérée même par les personnes qui en prennent jusqu'à dix-huit verres par jour, ce qui peut très-bien s'expliquer par la présence des gaz que l'eau tient en dissolution. L'eau refroidie est plus amère, elle est moins bien supportée que l'eau chaude.

II. Des propriétés et de la composition chimique de l'eau de Balaruc.

L'eau de Balaruc ne mousse pas, avons-nous dit plus haut ; néanmoins elle contient de l'acide carbonique libre, car elle fait virer au rouge vineux le papier de tournesol. Le papier rouge ne bleuit que par la dessiccation. Les teintures de tournesol versées dans l'eau virent au rouge, mais par l'exposition à l'air les deux redeviennent bleues. De plus, l'eau de chaux y produit un précipité blanc assez abondant, mais ce précipité se redissout dans un excès d'eau minérale, et la dissolution reste complète par l'exposition à l'air et par le refroidissement. Ce fait, qui avait déjà été constaté par P. Figuier, explique pourquoi l'eau de Balaruc se conserve si bien, et ne forme pas de dépôt dans les vases qui la contiennent.

Le tableau suivant contient les résultats des analyses de nos devanciers :

	Brongniart.	P. Figuier.	Saintpierre.	Rousset.	M. de Serres et L. Figuier.
Acide carbonique..........	»	0,119	0,128	»	»
Chlorure de sodium........	6,250	7,400	5,190	6,500	6,802
— de magnésium....	1,400	1,380	0,850	1,500	1,074
— de calcium........	0,610	0,910	0,660	0,650	»
Carbonate de chaux........	0,370	1,160	0,500	0,370	0,270
— de magnésie.....	0,040	0,090	0,020	0,160	0,030
Sulfate de chaux...........	0,580	0,700	0,360	0,670	0,803
— de potasse..	»	»	»	»	0,053
Fer....................	»	traces.	»	»	traces
Silicate de soude..........	»	»	»	»	0,013
Bromure de sod. et de magnés.	»	»	»	0,150	0,035
Iodures.................	»	»	»	entrevus.	»
	9,250	11,640	7,760	10,000	9,278

Pour nos comparaisons ultérieures, nous avons calculé les termes plus simples dans lesquels peut se réduire la plus complète de ces analyses, celle de MM. Marcel de Serres et Louis Figuier, car c'est seulement ainsi que ces comparaisons peuvent être faites. Cette analyse calculée est la suivante :

Silice............	0,0078	Potasse...........	0,0290
Acide sulfurique....	0,4960	Soude............	5,6110
Acide carbonique...	0,1550	Chaux...........	0,4820
Chlore...........	4,9220	Magnésie.........	0,479
Brome...........	0,0505	Oxyde de fer......	traces.

L'analyse de Brongniart [1] a été faite sur de l'eau qui avait été envoyée de Balaruc à Paris. Les autres auteurs, P. Figuier [2], Saintpierre [3], M. Rousset [4], MM. Marcel de Serres et L. Figuier [5], ont vu la source et l'ont examinée. L'azote y a été signalé par

1 *Annales de chimie*, tom. LXX, pag. 20.

2 *Ibid.*, tom. LXX, pag. 5.

3 Thèses de la Faculté de médecine de Montpellier, 1809.

4 Brochure : *Eaux thermales de Balaruc-les-Bains*, 1844, 2e édit.

5 Brochure : *Nouvelles observations sur la source thermale de Balaruc*, 1848 *.

* C'est dans les deux brochures de M. Rousset et de MM. Marcel de Serres et L. Figuier, que l'on trouvera des renseignements sur la topographie et la géologie de Balaruc.

Saintpierre, et l'acide carbonique libre par P. Figuier, qui y a aussi signalé le fer, que M. Rousset n'a pas retrouvé, et que M. L. Figuier a de nouveau constaté. L'iode y a été signalé par M. Rousset, mais les derniers auteurs cités l'y ont cherché en vain.

Tel est le résumé complet de l'état actuel de nos connaissances sur la composition chimique d'une eau minérale importante à la fois par sa position géographique, par sa thermalité, par sa minéralisation et par ses vertus thérapeutiques célèbres et incontestées.

Les résultats de notre analyse diffèrent notablement de ceux qu'ont obtenus nos devanciers : 1° par le nombre des éléments ; 2° par la quantité de certains d'entre eux, ce qu'il faut sans doute attribuer à l'impossibilité où ces auteurs se sont trouvés de contrôler leurs opérations, et certainement aussi à la différence de la méthode, comme on peut s'en assurer en lisant les mémoires de P. Figuier, de Brongniart et de MM. Marcel de Serres et Louis Figuier.

Nous allons maintenant exposer nos opérations.

ANALYSE DU PRINTEMPS 1859.

Conditions météorologiques. — Vent du nord-ouest faible le matin, du sud-est le soir. Beau temps. Le temps antérieur avait été beau pendant plusieurs jours.

Température de l'air dans la cour du réservoir, 16° à 11 heures et demie du matin, 17° à 6 heures et demie du soir.

Température de l'eau...	11 h. 1/2 du matin....	47°
	2 h...............	46,9
	6 h. 1/2...........	46,9

Pour prendre la température, on introduisait une bouteille au fond du réservoir, avec un thermomètre vérifié. La température n'était lue que trois ou quatre heures après l'immersion, et en ayant le soin de laisser le thermomètre plongé. Toutes les mesures prises par M. Crouzet l'avaient été de cette façon.

Densité.—Un litre d'eau de Balaruc pèse environ 1008 gram.

à la température de 15°. En effet, les gaz étant spontanément dégagés, nous avons trouvé pour densité le rapport

$$D = \frac{17,257}{17,1225} = 1,00785.$$

Contraction. — Par une détermination directe nous nous sommes assurés que 1000^{cc} d'eau de Balaruc, en passant de 47° à 15°, se réduisent à 988^{cc}. Les opérations faites sur l'eau chaude ont été réduites d'après cette donnée.

Analyse des gaz. — Un ballon et son tube abducteur jaugeant ensemble 1994^{cc},6, ont été remplis d'eau dans le réservoir même. Par l'ébullition nous avons recueilli, après absorption de l'acide carbonique par la potasse, 26^{cc},44 de gaz, toute réduction faite.

Au laboratoire, on a constaté que la potasse caustique ne fait plus diminuer le volume du gaz. L'analyse eudiométrique a montré que sa composition est représentée pour 1000^{cc} d'eau, par

Oxygène	1,79
Azote	11,63
	13,42

Dosage de l'acide carbonique. — Pour avoir la totalité de cet acide que contient l'eau de Balaruc à l'état libre ou combiné, on a introduit à la source l'eau dans des flacons qui contenaient un excès de chlorure de baryum ammoniacal, excès qu'une expérience préliminaire nous avait appris à déterminer. Les volumes que nous avons indiqués sont les volumes réduits à la température de + 15°.

		Pour 1000^{gr}
I. 950^{cc} d'eau (938,6 à + 15) ont fourni :		gr
Précipité séché à 110°	5,450	5,785
II. 938^{cc},6 à + 15° ont donné :		
Précipité	5,330	5,678
III. 889^{cc},2 à + 15° ont produit :		
Précipité	4,485	6,168
IV. 741^{cc} à + 15° ont fourni :		
Précipité séché à 110°, comme les précédents	4,715	6,363
Moyenne pour 1000^{gr}		5,998

L'acide carbonique a été dosé par perte, à l'aide de l'appareil de Frésénius et Will. Voici le résulat de quatre dosages, réduits à 1000.

		gr
I.	Acide carbonique pour 1000gr.....	0,740
II.	— —	0,792
III.	— —	0,758
IV.	— —	0,759
	Moyenne......................	0,7572

Détermination du résidu fixe. — Cette opération a pour but de déterminer la somme des sels neutres que contient l'eau, afin de se servir du nombre obtenu comme d'un moyen de contrôle pour l'analyse ultérieure. Un certain volume d'eau est d'abord évaporé à siccité au bain-marie, puis desséché au bain d'huile entre 110 et 120°, et enfin dans le vide sec ; à une température supérieure le résidu dégage de l'acide chlorhydrique, ce qui témoigne de la décomposition du chlorure de magnésium.

I. Eau employée, 251gr,96.
Résidu, 2gr,499. — Pour 1000gr....... 9,918

II. Eau employée, 503gr,92.
Résidu, 5gr,163. — Pour 1000gr....... 10,245

III. Eau employée, 251gr,96. — Dans cette expérience, l'évaporation a été faite en présence d'un poids connu de carbonate de soude ; on a séché à 150°, puis dans le vide sec, et on a obtenu, après soustraction du carbonate ajouté :
Résidu, 2gr,44. — Pour 1000gr........ 9,68
Résidu fixe; Moyenne pour 1000gr..... 9,948

Ces résidus ont été calcinés; ils sont restés parfaitement blancs, ils n'ont noirci en aucun point de leur masse. Nous en avons conclu l'absence de matière organique dans l'eau de Balaruc.

L'acide silicique faisant partie de la plupart des eaux minérales, la méthode de recherche et de dosage de cet acide se trouvant liée à celle de la détermination du résidu fixe, nous nous sommes servis de l'un de ces résidus pour le déterminer.

Acide silicique. — Le résidu II a été repris par l'acide chlorhydrique, de nouveau évaporé à siccité et fritté [1].

Le produit de la seconde évaporation étant repris par l'acide chlorhydrique, laisse un résidu qui a été lavé à l'eau bouillante.

505gr,92 d'eau ont donné ainsi 0gr,0115, qui a été caractérisé comme SiO^3. Acide silicique pour 1000gr.. 0gr,0228.

RECHERCHE ET DOSAGE DES ACIDES.

La détermination d'une substance quelconque est d'autant plus difficile qu'elle se trouve mêlée en plus petite quantité à une plus grande masse d'une autre substance. C'est le cas qui se présente justement pour l'eau que nous analysons. Le chlorure de sodium y domine tellement sur tout le reste, que le dosage et même la constatation de certains éléments sont fort douteux, sinon impossibles, si l'on ne prenait des précautions. La difficulté est particulièrement grande en ce qui concerne la détermination des acides, de l'acide nitrique, du brome ou de l'iode par exemple. Pour résoudre le problème relatif aux petites quantités, dans la recherche et le dosage des acides, nous nous sommes assurés :

En premier lieu, que l'eau de Balaruc n'est pas sulfureuse; car si après l'avoir acidulée par l'acide chlorhydrique on y ajoute de l'acide arsénieux, il ne se produit jamais de précipité jaune ni de coloration ;

En second lieu, qu'elle contient de l'acide sulfurique et du chlore qui ont été dosés directement dans l'eau totale.

Acide sulfurique. — L'eau acidulée par l'acide chlorhydrique a produit un précipité peu abondant par le chlorure de baryum.

I. 1007,85 d'eau ont fourni 1,904 de sulfate de baryte.
II. 505,92 d'eau ont produit 0,965 de sulfate de baryte.
Sulfate de baryte, pour 1000gr, en moyenne.. 1gr,901
Acide sulfurique, pour 1000gr — .. 0gr,653

---

1 Pendant la concentration, le mélange lorsqu'il contient encore de l'acide chlorhydrique libre, prend toujours la couleur jaune du perchlorure de fer. Nous avons, en effet, déjà fait observer que notre eau contient du fer.

Le *chlore* a aussi été dosé dans l'eau totale, sauf à vérifier ensuite, comme nous le verrons, que ce dosage n'est pas influencé par le brome ni par l'iode qui seraient précipités en même temps, s'ils existaient dans notre eau. Celle-ci ayant donc été acidulée par l'acide nitrique, a été précipitée par le nitrate d'argent ; deux dosages ont donné :

I. 251^{gr},96 d'eau ont fourni 5^{gr},060 de chlorure d'argent.
Pour 1000^{gr} = 20,082
II. 50^{gr}392 d'eau ont fourni 1^{gr},004 de chlorure d'argent.
Pour 1000^{gr} = 19,924
Moyenne, chlore, pour 1000^{gr} = 4^{gr},949

Pour nous assurer que ce chlorure d'argent ne contenait ni brome ni iode, on l'a fondu et coulé dans une nacelle. Le poids du chlorure employé était de 3^{gr},562. On a introduit la nacelle dans un tube de verre et on y a fait passer, à la température de fusion du chlorure, un courant de chlore sec pendant une demi-heure ; ensuite on a laissé refroidir et pesé de nouveau. Le poids n'a pas varié, car nous avons trouvé 3^{gr},5615.

Nous pouvons donc admettre que la quantité d'iode et de brome que contient l'eau de Balaruc est très-minime, puisqu'elle n'influence pas le dosage du chlore. Nous verrons en effet que l'eau de Balaruc ne contient pas d'iode, et seulement des traces de brome.

Nous avons déterminé la présence de l'acide silicique, de l'acide carbonique, de l'acide sulfurique et du chlore. Pour la recherche et la détermination des acides qui pouvaient encore exister dans l'eau de Balaruc, nous avons procédé de la manière suivante :

20 litres d'eau ont été additionnés de 15 grammes de potasse caustique parfaitement exempte d'iode, de brome, etc., afin de retenir l'iode et l'acide borique. Cette potasse occasionna la formation d'un précipité blanc volumineux, qui n'a pas été séparé d'abord. Lorsque le volume de l'eau se fut réduit à moitié, nous avons filtré et lavé le précipité. Ce précipité sera examiné plus loin. Les eaux-mères et les eaux de lavage ont été à leur tour

concentrées. Lorsqu'elles furent réduites environ au vingtième du volume primitif, il se fit une cristallisation abondante de chlorure de sodium et de sulfate de chaux. Ces cristaux ont été séparés et lavés. Les nouvelles eaux-mères et l'eau de lavage des cristaux ont été évaporées à siccité, au bain-marie. Le résidu a été repris par l'alcool à 60° centig. Ce traitement avait pour objet d'éliminer la plus grande partie du chlorure de sodium, et d'accumuler les petites quantités dans un petit volume. Cette dissolution pouvait contenir surtout les bromures, iodures, nitrates; elle a été évaporée à son tour et a fourni un résidu qui a été partagé en deux parties, A et B.

L'une (A) a été dissoute dans l'eau, acidifiée par l'acide sulfurique et précipitée par du sulfate d'argent qui avait été fortement chauffé et recristallisé. Nous avons recueilli le précipité, qui devait contenir tout le brome, l'iode et le reste du chlore de l'eau, à l'état de composé d'argent. Ce précipité a été fondu, après avoir été recueilli, lavé et séché à l'abri de la lumière. Nous en avons pris $10^{gr},6$, qui ont été chauffés dans un courant de chlore sec pendant une demi-heure, comme il a été dit plus haut. La nouvelle pesée du chlorure fondu et refroidi n'a pas accusé de perte de poids, ou une perte qui ne s'élevait pas à un demi-milligramme.

Ce précipité étant formé dans une liqueur qui représentait 10 litres d'eau, nous devons en conclure que l'eau de Balaruc ne contient pas des quantités pondérables de brome et d'iode. Toutefois, nous verrons tout à l'heure qu'il y existe des traces du premier de ces deux corps, mais point d'iode.

Acide nitrique. — La liqueur qui a été séparée du précipité ci-dessus (du chlorure d'argent), a été traitée par l'eau de baryte, pour séparer l'oxyde d'argent. Après avoir filtré, on a évaporé à siccité. La baryte excédante ayant été carbonatée, on a repris par l'eau et filtré. On n'avait plus en dissolution que des sulfates alcalins et une trace de nitrate. En effet, l'analyse de ce résidu donna très-approximativement la composition du sulfate de soude; et, d'autre part, si l'on ajoutait le résidu sec de l'évaporation de cette dissolution dans un mélange d'une partie de sulfate de protoxyde de fer cristallisé et pur, et de quatre parties d'acide sulfurique ordinaire, nous observions bien manifestement une coloration rose, caractéristique de l'acide nitrique[1].

La partie soluble de ce traitement ne contient donc pas d'autres âcides que le chlorhydrique, le sulfurique et une trace non dosable d'acide nitrique.

Iode. — Très-souvent une réaction est plus subtile que la balance la plus sensible ; nous n'avons donc pas voulu conclure à l'absence de l'iode sur les deux pesées que nous avons faites, car la coloration de l'amidon par l'iode est une réaction extrêmement délicate.

La seconde partie (B) du résidu ci-dessus, qui provenait de l'évaporation de la dissolution alcoolique, a été épuisée par l'alcool absolu, afin de nous débarrasser encore mieux du chlorure. La dissolution alcoolique nouvelle a été desséchée à son tour, et le résidu dissous dans 10^{cc} d'eau. Ces 10^{cc} devaient donc contenir l'iode et le brome correspondant à 10 litres d'eau.

Des essais répétés pour déceler l'iode par tous les procédés connus et par celui que nous avons imaginé[2] dans ce but, ont

---

[1] Cette réaction de Desbassyns de Richemond ne réussit bien que si l'on traite, comme nous le disons, le sulfate de fer cristallisé par l'acide sulfurique ordinaire ; l'eau de cristallisation est nécessaire, ou bien il faut employer l'acide sulfurique à 2 éq. d'eau.

[2] La réaction de l'iode sur l'amidon peut être entravée par plusieurs causes qui tiennent à l'amidon d'une part, et aux réactifs que l'on emploie de l'autre. M. Béchamp a montré (*Journal de pharmacie et de chimie*, juin 1855) que l'amidon qui contient accidentellement des matières azotées albuminoïdes, ne se colore pas eu bleu par l'iode. La cause d'erreur relative à l'emploi des réactifs est trop connue pour qu'on y insiste ici. Voici le procédé qu'il propose maintenant pour la recherche de l'iode par l'amidon : Cette dernière substance, dans son état de pureté le plus grand, contient de 1,5 à 2 pour cent d'une substance azotée albuminoïde qui peut, d'après ce qui précède, annihiler l'action de petites quantités d'iode. Il faut donc préparer l'amidon. Pour cela, on traite l'empois de fécule la plus pure par 1/10 de son poids d'une dissolution saturée de potasse caustique, et l'on maintient le mélange en ébullition constante jusqu'à ce que l'empois se soit complètement liquéfié. La liqueur est alors étendue d'un peu d'eau et saturée par l'acide acétique. La liqueur étant franchement acide, on y verse de l'alcool qui précipite la fécule à l'état d'un magma volumineux que l'on

été infructueux. La sensibilité du nouveau procédé est telle cependant, qu'il est possible de déceler 1/300000 d'iode dans une liqueur. Par conséquent, si, dans ce dernier cas, on ne décèle pas l'iode dans 1^{cc} de la dissolution précédente (il correspond à 1000 cent. cub. d'eau naturelle), il en faut conclure que l'eau de Balaruc ne contient pas 1/300000 de son poids d'iode, ou n'en contient point.

Brome. — 3^{cc} du reste de la dissolution qui nous avait servi

---

recueille sur un filtre et qu'on lave complètement avec de l'alcool à 60° C., puis avec de l'alcool de même concentration acidulé par de l'acide sulfurique, et enfin par de l'alcool pur du même degré. C'est la fécule ainsi préparée et desséchée dont on se sert pour faire la solution de fécule, en la délayant dans l'eau chaude. Pour déplacer l'iode des iodures, on a proposé le chlore, le brome ou l'acide nitrique nitreux; mais si l'on emploie un excès de ces réactifs, la coloration bleue est détruite ou n'apparaît pas. Il vaut mieux se servir d'un nitrite, celui de potasse, et mieux de nitrite de plomb, surtout lorsqu'il s'agit de très-petites quantités. Comme exemple, nous prendrons les essais qui ont servi à établir la limite de sensibilité du procédé. Nous avons dissous 0^{gr},10 d'iodure de plomb dans 1000^{cc} d'eau. Un centimètre cube de cette dissolution, traité par une trace de nitrite de plomb (environ 1 milligr.), en présence d'un peu de solution d'amidon et par une goutte d'acide sulfurique étendu, ou mieux d'acide nitrique étendu, a donné lieu à une coloration en bleu intense. Cette coloration a donc été obtenue avec une liqueur qui contenait 1/10000 d'iodure de plomb.

Un centimètre cube de la dissolution ci-dessus a été étendu à 10^{cc} par une addition d'eau. En opérant comme il a été dit, nous avons obtenu une coloration bleue de ciel. La quantité d'iodure de plomb était de 1/100000, soit environ 1/200000 d'iode.

Pour que la coloration soit contestable (on la distingue encore assez facilement si l'on place à côté du tube où l'on fait l'essai, un tube avec de l'eau pure et par derrière un fond blanc), il faut étendre la dernière liqueur de son volume d'eau, c'est-à-dire, qu'il n'y a plus que 1/400000 d'iode. Nous apprécions avec certitude 1/300000 d'iode par le procédé que nous venons de faire connaître.

Lassaigne avait trouvé pour la limite de sensibilité de l'iode libre sur l'amidon, 1/200000, et il fait observer que la coloration tarde à paraître; tandis que, à cette limite, elle est instantanée lorsqu'on emploie l'amidon préparé et le nitrite de plomb.

La limite de sensibilité est la même avec l'iodure de potassium pur, ou mêlé d'un peu de chlorure.

Le nitrite de potasse, même bien neutre, ne permet pas autant de précision que le nitrite de plomb.

à la recherche de l'iode, ont été additionnés d'éther et traités par une dissolution titrée de chlore; après avoir vivement agité, l'éther se colora en jaune pâle, mais très-évident. Il y a donc des traces de brome dans notre eau, mais la quantité n'en est pas pondérable; ce qui est d'accord avec tout ce qui précède.

Le précipité formé sous l'influence de la potasse, lorsque l'eau se fut réduite à la moitié de son volume, a été examiné à son tour. Après l'avoir dissous dans l'acide chlorhydrique, évaporé à siccité et fritté, il a été repris par l'acide chlorhydrique étendu ; il laissa un résidu de silice.

La dissolution chlorhydrique a été traitée par un léger excès d'ammoniaque ; il se fit un précipité. Ce précipité, dans les conditions où il se forma, dans une dissolution qui contient beaucoup de chaux, devait contenir l'acide phosphorique combiné avec de la chaux, ou de l'alumine, ou du peroxyde de fer, ainsi que l'acide arsénique, le fluor, l'acide borique, etc. Le poids de ce précipité était très-faible.

Acide phosphorique. — Le précipité a été redissous dans une petite quantité d'acide nitrique étendu ; à la dissolution on a ajouté ensuite du molybdate d'ammoniaque et de l'acide nitrique, puis on a fait bouillir. La dissolution, qui était incolore, devint jaune et laissa déposer un précipité de même couleur qui contient l'acide phosphorique.

Fluor. — Une autre portion du précipité a été essayée pour le fluor. La lame de verre ne fut pas attaquée d'une façon assez nette pour que nous puissions affirmer que l'eau de Balaruc contient du fluor.

Acide borique. — Notre eau contient de l'acide borique. Un accident nous ayant empêchés de nous servir du précipité ci-dessus [1], nous en avons fait la recherche directement. 10 litres d'eau ont été concentrés en présence d'un excès de carbonate de soude, jusqu'à réduction à 250 grammes. Ce produit étant

---

[1] C'est en effet dans ce précipité que l'on retrouverait l'acide borique, ainsi que cela sera prouvé plus loin, *analyse d'été;* les eaux-mères n'en contiennent plus de traces appréciables au papier de curcuma.

sursaturé par l'acide chlorhydrique, on y plongea des lames de papier curcuma que l'on fit sécher à 100°. Le carbonate de soude et l'acide chlorhydrique que nous avions employés dans cet essai, ont servi de témoins dans cette expérience. En effet, le carbonate de soude a été sursaturé par cet acide, puis on y a plongé des lames du même papier de curcuma, et on les a fait sécher à côté des autres. Les premières devinrent franchement brunes; les autres restèrent jaunes. La réaction de Rose permet donc de conclure que l'eau de Balaruc contient de l'acide borique. Mais nous avons mis cette existence hors de doute par cette expérience de contrôle.

La dissolution chlorhydrique qui avait donné la réaction de Rose, a été exactement saturée par le carbonate de soude, et on y a ajouté du chlorure de baryum tant qu'il se forma un précipité. Après vingt-quatre heures ce précipité a été recueilli, une partie a été traitée par l'acide sulfurique et l'esprit de bois; la flamme se colora en vert, réaction caractéristique de l'acide borique.

Arsenic. — Cette recherche a été toute spéciale, on y a consacré quarante litres d'eau. L'eau de Balaruc ne contient pas d'arsenic appréciable dans ce volume; toutefois nous reviendrons sur ce sujet dans l'analyse des concrétions, et nous montrerons que l'arsenic qu'on y a trouvé a une origine qu'il ne faut pas chercher dans l'eau minérale.

Les acides que l'on peut doser ou dont on peut constater avec certitude la présence dans l'eau de Balaruc, sont les suivants :

L'acide carbonique,
— silicique,
— borique,
— sulfurique.

L'acide nitrique,
— chlorhydrique,
— bromhydrique,
— phosphorique.

Nous allons, maintenant que nous connaissons la nature des acides qui entrent dans la composition de notre eau, et dont la présence peut modifier les procédés de recherche et de dosage des bases, passer à l'analyse des composés métalliques.

RECHERCHE ET DOSAGE DES BASES.

Comme pour la recherche des acides, nous nous sommes mis à l'abri, autant que possible, de l'influence du chlorure de sodium. Pour cela on a fait concentrer, sans faire bouillir, six litres d'eau de Balaruc à un demi-litre. Les parties devenues insolubles ont été recueillies sur un filtre et lavées avec de l'eau distillée, jusqu'à ce que le volume des eaux-mères et des eaux de lavage réunies fît exactement 1000^{cc}. Nous avons donc :

A. Parties solubles contenant les sels solubles de 6047^{gr},1 d'eau dans 1000^{cc}.

B. Parties insolubles de 6047^{gr},1 d'eau qui, séchés à 100°, pesaient 5^{gr},605. Pour 1,000^{gr}........ = 0,9269

Ces deux produits ont été analysés séparément, et le résultat contrôlé par une analyse directe, faite sur la totalité de l'eau.

A. ANALYSE DE LA PARTIE SOLUBLE.

Chaux. Magnésie. — 100^{cc},5 de la dissolution ont été évaporés à siccité après avoir été acidulés ; le résidu fritté a été redissous dans l'eau acidulée par l'acide chlorhydrique. On a ainsi séparé un peu de silice.

Dans cet état, la dissolution ne pouvait plus contenir que les bases alcalines et alcalino-terreuses, et des acides qui ne pouvaient pas contrarier le dosage de ces bases.

Chaux. — La dissolution additionnée de chlorhydrate d'ammoniaque, exactement saturée par l'ammoniaque, a été précipitée par l'oxalate d'ammoniaque :

L'oxalate de chaux a été transformé en sulfate.
Poids du sulfate de chaux........... 0^{gr},482
Chaux.......................... 0^{gr},1985
Chaux, pour 1000^{gr} d'eau = 0^{gr},5299.

Magnésie. — La dissolution séparée de la chaux ayant été convenablement concentrée, à cause du volume des eaux de lavage de l'oxalate, a été traitée par le phosphate de soude et rendue très-ammoniacale. Le précipité, totalement formé, a été lavé avec de l'eau ammoniacale froide; car le phosphate ammoniaco-magnésien, d'après les observations de M. Chancel, est altéré même par l'eau ammoniacale si elle est chaude.

Le phosphate ammoniaco-magnésien calciné a fourni :

Pyrophosphate de magnésie.......	=	0gr,724
Magnésie.....................	=	0gr,2651
Magnésie, pour 1000gr d'eau.....	=	0gr,4362

Potasse. Soude. — 70cc de la dissolution A ont été privés de silice, comme il a été dit. La nouvelle dissolution a été traitée par le chlorure de baryum et par la baryte; après avoir filtré on a précipité la chaux et l'excès de baryte par le carbonate d'ammoniaque dans des liqueurs chaudes. Les liqueurs filtrées et calcinées ont produit, après le départ des sels ammoniacaux :

Chlorures alcalins anhydres fondus..	=	3gr,035
Chlorures alcalins, pour 1000gr....	=	7gr,1695

Les 3gr,035 ont été redissous et précipités par le bichlorure de platine, en observant les précautions d'usage :

		gr
Poids du platine correspondant au chloroplatinate de potasse...............	=	0,07
Potasse........................	=	0,03334
Chlorure de potassium...............	=	0,0528
Potasse, pour 1000gr d'eau...........	=	0,0788
Chlorure de sodium = 3,035 — 0,0528..	=	2,9822
Soude..........................	=	1,5803
Chlorure de sodium, pour 1000gr.......	=	7,0451
Soude, pour 1000gr................	=	3,7333

Lithine. — Nous aurions pu nous servir de la partie soluble précédente, pour la détermination de la lithine; mais comme nous avions besoin pour une autre recherche d'une certaine quantité de produit insoluble, nous avons évaporé 20 litres d'eau à 1 litre.

600cc de ces eaux-mères ont été précipités à l'ébullition par une quantité suffisante de carbonate de soude pur. Après filtration, on a ajouté du phosphate de soude pur, et on a évaporé à siccité. Le produit a été repris par la quantité d'eau qui était capable de former une solution concentrée avec les sels qui restaient. Les lavages avec une solution de phosphate de soude concentré, ont laissé un résidu insoluble dans ce milieu. C'était le phosphate de lithine et de soude qui se dissolvit dans l'eau sans résidu ; après l'élimination de l'acide phosphorique et après avoir transformé les bases en chlorures, on a desséché, calciné et repris par un mélange d'alcool absolu et d'éther, qui ne pouvait dissoudre que le chlorure de lithium. L'éther et l'alcool ayant été chassés, nous avons calciné et rapidement pesé, sauf à caractériser ensuite la combinaison obtenue :

Chlorure de lithium..............	=	0,088
Chlorure de lithium par 1000^{gr} d'eau	=	0,0073
Lithine, pour 1000^{gr}.............	=	0,0025

C'était bien du chlorure de lithium, d'abord par la manière dont il avait été obtenu, ensuite parce que ce chlorure était déliquescent, qu'il formait un phosphate double soluble dans l'eau, et enfin parce qu'il colorait la flamme de l'alcool en rouge carmin caractéristique.

B. Analyse de la partie insoluble.

Les 5^{gr},603 du résidu insoluble, laissés par l'évaporation de l'eau au douzième, et convenablement lavés, sont repris par l'acide chlorhydrique étendu. Tout se dissout, sauf une trace d'acide silicique, avec dégagement d'acide carbonique. On évapore à siccité, on fritte, et le résidu est repris de nouveau par l'acide chlorhydrique, qui laisse un résidu insoluble d'acide silicique pur ; car ce résidu ayant été fondu avec du carbonate de soude et de potasse, donna lieu à une masse complètement soluble dans l'eau et qui, sursaturée d'acide chlorhydrique, ne se troubla point et ne précipita point par l'acide sulfurique. Ceci exclut la baryte et la strontiane de l'eau de Balaruc.

La dissolution du résidu insoluble privée de silice, a été saturée par la potasse pure, et la liqueur légèrement alcalinisée fut soumise à l'action d'un courant d'hydrogène sulfuré qui y détermina la formation d'un précipité assez volumineux et noir. Ce précipité sera examiné plus loin. Il a été recueilli vingt-quatre heures après sur un filtre et lavé. Les liqueurs ont été ensuite concentrées.

Après ce traitement nous avons éliminé toutes les bases, excepté les bases alcalines terreuses, chaux et magnésie.

Chaux. — Un certain volume de la liqueur séparée du précipité formé par l'hydrogène sulfuré, correspondant à 0gr,993 du résidu insoluble, a été traité avec les soins d'usage par l'oxalate d'ammoniaque ; le précipité d'oxalate de chaux a été transformé en sulfate et pesé.

Sulfate de chaux.................	= 1,045
Chaux.........................	= 0,4303
Chaux, pour 1000gr d'eau.........	= 0,4017

Magnésie. — La dissolution qui avait été séparée de l'oxalate de chaux, a été traitée pour le dosage de la magnésie, comme il a été dit pour la partie soluble :

Pyrophosphate de magnésie, pour 1000gr...	= 0,049
Magnésie correspondante, pour 1000gr.....	= 0,018

Il est digne de remarque que presque toute la magnésie se trouve dans la partie soluble de l'eau évaporée ; ce qui s'explique par la facilité avec laquelle cette base forme des combinaisons doubles.

Alumine, oxyde de fer et oxyde de cuivre. — Le précipité fourni par l'hydrogène sulfuré dans la solution alcaline du produit insoluble formé par l'évaporation de l'eau, fut traité, encore humide, sur le filtre, par l'acide chlorhydrique étendu. La plus grande partie se dissolvit, et le filtre resta comme enduit d'une couche noire.

Oxyde de cuivre. — Le filtre ayant été incinéré, le résidu fut repris par l'acide nitrique et évaporé à une douce chaleur ; il resta un sel bleu qui se dissolvit dans l'ammoniaque avec couleur bleue. L'ammoniaque ayant été chassée par évaporation, le résidu repris par l'eau et acidulé par l'acide nitrique, précipita en noir par l'hydrogène sulfuré et produisit avec le cyanure jaune la coloration et le précipité rouge-brun, caractéristique des sels cuivriques. La dissolution ne précipitait pas par l'acide sulfurique. En un mot, le sulfure insoluble dans l'acide chlorhydrique n'était formé que par du sulfure de cuivre.

Alumine. — La dissolution chlorhydrique, séparée du sulfure de cuivre, fut concentrée; elle se colora pendant l'évaporation et finit par prendre la couleur du perchlorure de fer. Cette dissolution fut traitée, suivant le procédé de M. Chancel, par l'hyposulfite de soude. Il se fit un précipité incolore et une liqueur. Le précipité, dont la quantité est très-faible, est formé d'alumine et d'acide phosphorique.

Oxyde de fer. — La liqueur ci-dessus a été oxydée, etc.; puis on en a précipité le peroxyde de fer par l'ammoniaque en présence du chlorhydrate d'ammoniaque. Le dosage sera donné plus bas.

Oxyde de manganèse. — La liqueur du dernier traitement fut concentrée, saturée par de l'ammoniaque et traitée par le sulfhydrate d'ammoniaque. Il se fit un léger précipité couleur de chair sale, qui, recueilli, calciné à l'air et enfin chauffé avec la potasse caustique, se colora, au contact de l'air, en vert de manganate de potasse.

Dosage de l'oxyde de cuivre. — Pour cette partie importante de l'analyse, on a évaporé avec des soins tout particuliers 40 litres d'eau, à Balaruc même, de manière que le volume ne fût plus que de 5 litres. L'évaporation a été faite dans une capsule de porcelaine neuve, en évitant avec soin toutes les poussières; nous seuls pénétrions dans la pièce où se trouvait notre appareil.

Le résidu insoluble [1] de cette évaporation pesait 38 grammes, après dessiccation à 100°. Ce poids, réduit à 1000 grammes d'eau, donne $0^{gr},943$. Ce nombre est fort voisin de celui que nous avions obtenu dans une autre détermination, de sorte que l'eau évaporée au sixième ou au huitième se dédouble toujours de la même manière.

---

[1] Il a été recueilli sur un filtre en papier Berzélius, lavé à l'acide chlorhydrique et essayé pour cuivre.

En opérant sur ce résidu comme nous venons de le dire, nous avons obtenu, après transformation du sulfure en nitrate et calcination de celui-ci :

Oxyde de cuivre.................. = 0,017
Oxyde de cuivre, pour 1000gr d'eau. = 0,00042

La dissolution de cet oxyde dans l'acide sulfurique étendu, dépose du cuivre métallique sur une lame de fer.

Dosage du peroxyde de fer. — La portion du précipité qui avait été dissoute par l'acide chlorhydrique ne pouvait plus contenir que l'alumine libre ou à l'état de phosphate, le sel ferreux et le manganèse. Cette dissolution a été traitée par le procédé de M. G. Chancel (hyposulfite de soude). La liqueur, séparée du précipité d'alumine, devait contenir le manganèse et le fer. Cette liqueur, ayant été oxydée et concentrée, a été introduite avec du sel ammoniac dans un flacon et précipitée par l'ammoniaque à l'abri de l'air. L'oxyde de fer étant séparé, on a décanté la liqueur et recueilli le peroxyde :

Peroxyde de fer................. = 0,0942
Peroxyde, pour 1000gr d'eau....... = 0,0012

Alumine, manganèse, acide phosphorique. — La dissolution ammoniacale, d'où on avait séparé le peroxyde de fer, a été saturée d'hydrogène sulfuré. Le précipité, peu abondant, a été recueilli sur le filtre avec l'alumine de l'opération ci-dessus ; il a été desséché et calciné à l'air pour chasser le soufre de l'opération avec l'hyposulfite et pour oxyder le manganèse.

Poids de ce mélange.............. = 0,0465
Poids, pour 1000gr............... = 0,0011

Les bases que l'on peut doser ou dont nous avons pu constater avec certitude la présence dans l'eau de Balaruc, sont les suivantes :

Oxyde de potassium,
— de sodium,
— de lithium,
— de calcium,
— de magnésium,

Oxyde de fer,
— de manganèse,
— d'aluminium,
— de cuivre.

Les éléments qui composent l'eau de Balaruc sont donc, d'après les résultats de l'analyse de l'eau du printemps, les suivants, les nombres étant rapportés à 1000 grammes d'eau.

Composition élémentaire rapportée à 1000 grammes.

Gaz de l'eau, pour 1000cc	oxygène...	1,79
	azote.....	11,63
Acide carbonique		0,7570
— silicique		0,0228
— sulfurique		0,6530
— borique		0,0080
Chlore		4,9490
Brome		traces.
Acide nitrique		traces.
Soude		3,7333
Potasse		0,0788
Lithine		0,0025
Chaux		0,7351
Magnésie		0,4489
Peroxyde de fer		0,0012
Alumine Oxyde de manganèse Acide phosphorique		0,0011
Oxyde de cuivre		0,00042

EXPÉRIENCES DE CONTRÔLE.

Les résultats précédents ont été contrôlés en dosant certains éléments dans l'eau totale, les nombres du tableau ayant été obtenus dans des produits partiels de cette eau. Certaines expériences que nous allons rapporter nous serviront aussi pour nous éclairer sur l'arrangement le plus probable des éléments dans l'eau de Balaruc.

Chaux et *magnésie*. — 251 gr. 96 d'eau, analysée en suivant les procédés précédemment exposés, ont fourni :

Sulfate de chaux	= 0gr,452
Chaux, pour 1000gr	= 0,7586
Pyrophosphate de magnésie	= 0,5055
Magnésie, pour 1000gr	= 0,4436

Soude, potasse et lithine. — Le dosage de la somme des chlorures a été fait sur 700^{cc} d'eau naturelle. Après avoir séparé par le chlorure de baryum et la baryte toutes les bases autres que les alcalis, ainsi que les acides sulfurique, etc., et l'acide silicique, après le traitement par le carbonate d'ammoniaque nous avons obtenu :

Chlorures calcinés.................... = 5^{gr},025
Somme des chlorures alcalins, pour 1000^{gr}. = 7^{gr},122

Sulfate de chaux. — Il s'agissait de savoir si la chaux pouvait être considérée comme unie à l'acide sulfurique dans notre eau, ou si, comme on l'a supposé, il y existe du chlorure de calcium : dans ce but, nous avons ajouté un volume d'alcool à un égal volume d'eau. Nous avons obtenu un précipité formé presque exclusivement de sulfate de chaux, dont le poids rapporté à 1000^{gr} est :

Sulfate de chaux = 1^{gr},04 { chaux.......... 0,4283
{ acide sulfurique... 0,6117

Analyse du précipité formé par l'ébullition de l'eau. — Nous venons de voir que, si l'on ajoute de l'alcool à l'eau de Balaruc non bouillie, il ne se précipite guère autre chose que du sulfate de chaux. Lorsque l'on fait bouillir l'eau de Balaruc récente, pendant quinze minutes, dans une capsule, il se forme un précipité qui, au contraire, ne contient pas de sulfate. En effet, le sulfate de chaux ne commence à se déposer que fort tard : 4031^{gr} d'eau ont produit ainsi 1 gr. 271 de précipité ; il est formé essentiellement de carbonate de chaux. Voici les éléments que nous y avons dosés, rapportés à 1000^{gr} d'eau :

Silice..............................	0,0056
Chaux..............................	0,1701
Magnésie..............................	0,0050
Acide carbonique..............................	0,1566
Somme des éléments séparément dosés......	0,5155
Somme des éléments directement obtenus...	0,5155

Nous verrons enfin, dans les analyses faites sur l'eau dans d'autres saisons, que le précipité formé dans l'eau réduite au sixième, contient du sulfate de chaux.

L'eau simplement bouillie est encore à réaction alcaline et dégage encore de l'acide carbonique, tandis que la partie liquide de l'eau, réduite au sixième, est absolument neutre et ne dégage plus de gaz.

Enfin, si l'on fait bouillir longtemps l'eau de Balaruc dans un ballon, les gaz qui se dégagent au commencement troublent à peine le chlorure de baryum ammoniacal ; ce n'est que par une ébullition très-longue que l'eau perd tout l'acide carbonique qu'elle peut perdre dans ces conditions, et ce dégagement ne commence que lorsque l'eau est déjà bouillante. Un dosage qui sera rapporté à l'analyse d'hiver, démontre que dans cette opération on dégage précisément la moitié de l'acide carbonique que l'eau de Balaruc contient, l'autre moitié se trouvant à l'état de carbonate neutre combiné aux bases encore restées en solution ou qui se sont précipitées.

Dans le groupement, nous admettrons que l'acide silicique et l'acide borique existent à l'état de liberté dans notre eau ; on ne comprend pas que des acides si faibles puissent rester unis à des bases dans les conditions de l'eau de Balaruc [1], et en général des eaux qui contiennent de l'acide carbonique libre; que le fer existe dans cette eau à l'état de peroxyde, car on ne conçoit pas l'existence d'un sel ferreux dans une eau alcaline du sein de laquelle se dégage de l'oxygène. Il est certain de plus que l'eau de Balaruc contient du chlorure de sodium; nous ne faisons donc qu'une hypothèse permise en supposant que, la potasse unie d'abord à l'acide sulfurique, c'est la chaux qui s'empare du reste de cet acide ; enfin, le fait que la magnésie se trouve surtout dans la partie soluble de l'eau, nous fait supposer que la plus grande partie s'y trouve à l'état de chlorure.

---

[1] On sait que, quand on traite la dissolution concentrée du borax par le nitrate d'argent, il se fait un précipité blanc de borate d'argent; mais si l'on étend le borax de *beaucoup* d'eau, il se fait un précipité brun qui ne contient pas d'acide borique et qui n'est que de l'oxyde d'argent (Rose). La dilution décompose le borate de soude.

La thérapeutique ne doit accorder qu'une confiance relative aux groupements que les chimistes supposent, lorsqu'ils combinent, suivant certaines règles, les acides avec les bases. C'est donc avec une grande raison que Murray a recommandé de donner les résultats de l'analyse d'une eau minérale simplement, telle qu'elle ressort de l'expérience ; ces analyses-là peuvent seules être contrôlées. D'ailleurs, les analyses systématiquement groupées ne donnent pas plus de renseignements sur les vertus probables d'une eau que l'analyse immédiate; toutefois, lorsque dans une eau on voit à côté de beaucoup de magnésie une quantité d'acide sulfurique capable de la saturer, on pourra fort bien se dire que cette eau sera purgative, etc.; de même, si dans l'eau de Balaruc on voit à côté d'une grande quantité de chlore une proportion presque équivalente de soude, on aura bien le droit d'affirmer que l'eau est une eau salée. Mais si, comme c'est ici le cas, la magnésie n'est pas en quantité suffisante pour expliquer des effets purgatifs, on sera bien vite averti par la présence du cuivre, du contingent d'activité qu'apporte cet élément sous ce rapport, surtout si l'on remarque, conformément aux idées développées ailleurs par l'un de nous [1], que le cuivre transporte les propriétés *personnelles* de son oxyde dans tous les sels qu'il peut former avec les acides. C'est en ayant égard à ces considérations, que nous donnons le tableau suivant de la composition groupée de l'eau de Balaruc, en supposant toutes les bases à l'état de sels neutres ; ce groupement nous permettra en même temps une vérification d'une certaine importance.

---

[1] Béchamp; *Recherches sur le cuivre dit physiologique.* (*Montpellier médical*, tom. III, pag. 311.)

Groupement systématique des éléments de l'eau de Balaruc.

Chlore	4,2750	Chlorure de sodium	7,0451
Sodium	2,7701		
Chlore	0,0061	Chlorure de lithium	0,0072
Lithium	0,0011		
Chlore	0,00037	Chlorure de cuivre	0,0007
Cuivre	0,00034		
Chlore	0,6575	Chlorure de magnésium	0,8890
Magnésium	0,2315		
Acide sulfurique	0,0671	Sulfate de potasse	0,1459
Potasse	0,0788		
Acide sulfurique	0,5859	Sulfate de chaux	0,9960
Chaux	0,4101		
Acide carbonique	0,2554	Carbonate de chaux	0,5804
Chaux	0,3250		
Acide carbonique	0,0739	Carbonate de magnésie	0,1428
Magnésie	0,0689		
Acide silicique			0,0228
Acide borique			0,0080
Oxyde ferrique			0,0012
Bromure			traces.
Acide nitrique			traces.
Alumine, Manganèse, Acide phosphorique			0,0011
			9,8402
Acide carbonique à l'état de bicarbonates			0,3293
Acide carbonique libre			0,0984
Gaz azote et oxygène, pour 1000			13,42

La somme des sels neutres et de quelques composés que nous avons supposés non combinés, peut maintenant être comparée au poids du résidu fixe laissé par l'évaporation de l'eau. Nous avons trouvé :

Poids des sels neutres, etc., calculé	9,8402
Poids des matières fixes par dosage direct	9,9482

mais pour avoir la totalité des matériaux solides tels qu'ils existent dans l'eau, il faut admettre que les carbonates sont à l'état de bicarbonates. Nous avons alors le tableau suivant :

Groupement où l'on suppose l'existence de bicarbonates.

Chlorure de sodium	7,0451
— de lithium	0,0072
— de cuivre	0,0007
— de magnésium	0,8890
Sulfate de potasse	0,1459
— de chaux	0,9960
Bicarbonate de chaux	0,8358
— de magnésie	0,2167
Acide silicique	0,0228
— borique	0,0080
Oxyde ferrique	0,0012
Bromures	traces.
Nitrates	traces.
Alumine / Manganèse / Acide phosphorique	0,0011
	10,1695
Acide carbonique libre	0,0984
Azote et oxygène	13cc,42

La différence que l'on remarque entre la somme du résidu fixe calculé et celui donné par l'expérience doit être attribuée moins aux erreurs de l'analyse, qu'à la difficulté de dessécher complètement un résidu qui contient beaucoup de chlorure de magnésium; aussi avons-nous renoncé à ce moyen de contrôle, et ne donnons-nous plus loin les mêmes déterminations directes du résidu fixe que comme renseignement pour des études ultérieures, et nous pensons que, dans les cas du genre de celui qui nous occupe, il vaudrait mieux déterminer le poids des sels neutres en les transformant en sulfates, ce dont nous nous occuperons plus tard.

Nous allons maintenant indiquer sommairement les résultats que nous avons obtenus dans les autres saisons. Ces résultats montreront que la composition de l'eau de Balaruc a varié et varie, mais dans des limites telles, que cette variation oscille autour d'une moyenne qui témoigne de la constance de sa nature minéralogique.

ANALYSE DE L'ÉTÉ (*15 septembre 1859*).

Conditions météorologiques. — Vent du nord-ouest. Beau temps antérieur depuis plusieurs semaines. Beau temps le jour des opérations à la source.

	11 h. du mat.	3 h. 1/2.	6 h. 1/2 du s.
Température de l'air....	22°,5	25°	22°
— de l'eau....	48	48	48

Densité de l'eau à + 15° = 1,0075

Gazéité. — Volume de l'eau réduit à + 15° = 1897^{cc}. Volume des gaz non absorbables par la potasse = 32^{cc},2.

Gaz, pour 1000^{cc} = 16^{cc},9 = { oxygène..... 1,33 ; azote........ 15,57

16,90

Dosages. Acide carbonique............ 0,7000
— silicique.............. 0,0210
Chlore..................... 4,8750
Acide sulfurique............ 0,6719
Chaux..................... 0,7263
Magnésie.................. 0,4454
Oxyde de cuivre............ 0,00032

Le dosage du cuivre a été fait dans 9 litres d'eau.

Somme des chlorures alcalins = 7^{gr},124
Poids des matières fixes.... 10^{gr},386

ANALYSE DE L'AUTOMNE (*26 octobre 1859*).

Conditions météorologiques. — Vent du nord-ouest. Il a plu quelques jours avant notre voyage, il y a eu du tonnerre et un jour d'orage. Beau temps le jour des opérations à la source.

Température de l'air.....	12°	14°
— de l'eau.....	47,5	48

Densité à + 15° = 1,00765

Gazéité.—Volume de l'eau ramené à + 15° = 1748^{cc},76. Volume des gaz non absorbables par la potasse = 102^{cc}.

Gaz, pour 1000^{cc} = 58^{cc},5 { oxygène........ 7,58 / azote........... 50,72 — 58,30

Acide carbonique..............	0,614
— silicique................	0,0251
Poids des matières fixes........	10,218

Oxyde de cuivre. — L'eau acidifiée par l'acide nitrique a été concentrée jusqu'à ce que le sulfate de chaux commençât à se précipiter; on l'a séparé, puis on a continué l'évaporation jusqu'à faire cristalliser la plus grande partie du chlorure de sodium. Les cristaux ont été égouttés et lavés; les eaux-mères réunies aux eaux de lavage ont été concentrées à un litre. La dissolution neutralisée par la potasse et très-légèrement rendue alcaline a été traitée par un courant d'hydrogène sulfuré. Le précipité noir qui s'est produit a été traité comme nous l'avons dit.

Poids de l'oxyde de cuivre.... = 0^{gr},017
Oxyde de cuivre, pour 1000^{gr} = 0^{gr},00042

Dans la liqueur séparée du sulfure de cuivre, on a de nouveau constaté la présence du fer, de l'alumine et de l'acide phosphorique.

Analyse d'hiver (*1er mars 1860*).

Conditions météorologiques. — Vent du nord faible. Ciel serein. Beau temps froid depuis quinze jours.

Température de l'air	....	13°
— de l'eau..	9 h. du matin..	47,2
	midi.........	47
	5 h. du soir....	47

Gaz, pour 1000^{cc} = 12^{cc},43.. { oxygène....... 0,77 / azote......... 11,66 — 12,43

Acide carbonique.............	0,662
— silicique...............	0,021
Chlore......................	4,759
Acide sulfurique............	0,676
Chaux.......................	0,741
Magnésie..........	0,458

Oxyde de cuivre. — 12 litres d'eau réduits à 2 litres ont produit 7gr,37 de précipité qui ont donné, par le traitement connu :

Oxyde de cuivre............. 0,0062
— de cuivre, pour 1000gr = 0,00051

Dans une seconde expérience, le précipité formé dans 35 litres d'eau évaporée au sixième a fourni :

Oxyde de cuivre............. 0,015
— de cuivre, pour 1000gr = 0,00043

Ces deux résultats, comparés au dosage de l'oxyde de cuivre dans l'eau évaporée en présence d'un acide, c'est-à-dire dans la totalité de l'eau, montrent que c'est dans le dépôt formé par l'évaporation que se trouve tout l'oxyde de cuivre, de même que la totalité de l'oxyde de fer.

Enfin, nous avons aussi fait un dosage des chlorures alcalins, qui a fourni :

Chlorures alcalins, pour 1000gr.. 7,016

Nous avons terminé cette partie de notre travail en répétant quelques expériences de contrôle. Ainsi que nous l'avons dit, l'acide carbonique qui se dégage par l'ébullition de l'eau a été dosé ; c'était là un moyen de confirmer le dosage total de cet acide.

Dosage de l'acide carbonique dégagé par l'ébullition de l'eau de Balaruc. — Dans un ballon qui n'en a été rempli qu'aux deux tiers, on a introduit un volume d'eau dont le poids, à + 15°, était de 1576gr,2. Ce ballon a été mis en communication, par un tube incliné vers lui, avec un système de flacons qui contenaient du chlorure de baryum ammoniacal. Les gaz qui se dégagèrent d'abord ne troublèrent pas le réactif absorbant ; il ne commença à précipiter qu'au moment où l'eau se mit à bouillir. Pour dégager tout l'acide carbonique qui pouvait devenir libre dans ces conditions, il a fallu soutenir l'ébullition pendant une demi-heure. Le précipité étant formé à l'abri de l'air, on l'a lavé par décantation et recueilli sur un filtre, où il a été complètement lavé, etc.

Poids du précipité barytique........	=	gr 2,46
Acide carbonique correspondant.....	=	0,5495
— — pour 1000gr d'eau..	=	0,3486

Ce précipité était totalement soluble dans l'acide chlorhydrique, il n'était formé que de carbonate de baryte.

Au printemps 1859, nous avons trouvé, pour l'acide carbonique libre ou à l'état de bi-carbonate, 0gr,4277, nous trouvons ici 0gr,3486; mais dans cette dernière saison nous n'avons trouvé que 0gr,662 pour le chiffre total de cet acide, tandis que nous en avions trouvé 0gr,757 au printemps 1859. Le dosage actuel confirme donc le premier dosage.

Analyse du précipité qui se forme dans l'eau de Balaruc par l'exposition à l'air. — L'eau abandonnée pendant huit mois dans un flacon couvert par du papier, laisse déposer un précipité qui est formé de carbonate de chaux et de traces de fer. 2958gr,89 d'eau ont produit un précipité de carbonate qui a été transformé en sulfate après l'élimination d'un peu de silice et d'oxyde de fer.

Sulfate de chaux obtenu.............	1,000
Chaux, pour 1000gr d'eau........ ..	0,1390

D'autre part, on a dosé la chaux dans la partie restante de l'eau :

Chaux, pour 1000..........	0,625
Somme de la chaux................	0,764

Action de l'alcool sur l'eau de Balaruc. — Nous avons déjà vu que l'alcool précipite le sulfate de chaux de l'eau de Balaruc; nous avons répété cette expérience, et nous avons constaté deux fois que le précipité ne contient presque rien que du sulfate de chaux. L'eau était mêlée avec son volume d'alcool.

I. 500cc d'eau ont donné.........		0,452
II. 1000cc d'eau ont donné.............		0,950
Somme du précipité, pour 1511gr,2...	=	1,402
Précipité, pour 1000gr.............	=	0,928

On s'est assuré que ce précipité n'est composé que de sulfate de chaux presque pur, car 0,928 du précipité ont donné 0,545 d'acide sulfurique.

Acide borique. — Dix litres d'eau ont été évaporés avec un excès de carbonate de soude et concentrés à 500^{cc}. C'est dans le précipité que nous avons retrouvé l'acide borique. Sa quantité, estimée par comparaison, nous a paru voisine de 0^{gr} 008 par litre. L'eau-mère séparée du précipité n'en contient pas de traces appréciables. C'est ce chiffre de 0^{gr}, 008 qui figure dans le tableau de l'analyse du printemps ; mais ce chiffre n'est qu'approximatif. Le précipité qui se forme spontanément par l'évaporation de l'eau ne contient point d'acide borique ; mais dans ce cas on le retrouve facilement dans les eaux-mères que l'on concentre en présence du carbonate de soude.

Tel est le résumé des opérations faites sur l'eau dans les trois autres saisons. Il prouve que la composition de l'eau de Balaruc varie, mais il fait voir que la variation est de peu d'importance et que l'analyse du printemps peut être considérée comme la vraie moyenne autour de laquelle oscille sa constitution chimique. Nous ferons remarquer encore que les substances qui caractérisent vraiment cette eau, y ont été constamment retrouvées sensiblement dans le même rapport (l'oxyde de cuivre par exemple); et, si l'on se reporte aux anciennes analyses, on constatera sans difficulté que nous sommes retombés sur les mêmes nombres pour le chlore, pour la soude et pour la magnésie : or ce sont là les vrais témoins de l'invariabilité relative de sa composition. Il serait d'ailleurs fort étrange que la composition d'un mélange aussi complexe qu'une eau minérale eût la stabilité numérique d'un composé défini. Ce dont il y a lieu de s'étonner, c'est que cette composition n'ait pas varié davantage dans le cours d'un demi-siècle, depuis la première analyse de Brongniart et de P. Figuier. Si nous avons autant insisté sur la marche et les détails de notre analyse, c'est afin que plus tard on puisse facilement vérifier le fait que nous venons de constater. Ce en quoi nous avons trouvé que l'eau de Balaruc est le moins constante, c'est dans le volume des gaz. Pour voir si l'azote et l'oxygène se trouvent constamment dans le même rapport, nous avons ramené les quatre analyses à la même unité, la composition centésimale ; or, nous avons trouvé que le volume des gaz dégagés varie en même temps que la composition ; en voici la preuve :

Composition centésimale des gaz par saison :

Printemps	Oxygène	13,35
	Azote	86,65
Été	Oxygène	7,86
	Azote	92,14
Automne	Oxygène	12,95
	Azote	87,05
Hiver	Oxygène	6,19
	Azote	93,81

Nous allons maintenant nous occuper d'une question d'un autre ordre :

1° L'eau de Balaruc est-elle arsenicale ?

2° La source est-elle en communication avec l'étang de Thau?

Pour répondre à la première question, nous avons introduit dans un appareil de Marsh les produits de la concentration de 45 litres d'eau de Balaruc. Nous n'avons aperçu aucun indice de ce métalloïde, l'appareil de Marsh étant resté en activité pendant trois heures. Mais ce résultat négatif est-il absolu ou seulement relatif? Très-souvent on retrouve dans les dépôts des eaux minérales les substances que l'on rechercherait en vain dans les eaux elles-mêmes, et c'est, en effet, spécialement dans le dépôt, les incrustations de l'eau que nous étudions, que l'on a retrouvé l'arsenic. Nous avons donc entrepris une analyse détaillée de ces incrustations. Nous en avons recueilli dans l'intérieur des grandes cuves dans lesquelles on accumule l'eau qui sert aux douches.

III. Analyse des concrétions.

Ces concrétions ont été réduites en poudre et analysées. Lavées à l'eau bouillante, elles ont produit :

A. Une partie soluble	1,62
B. Une partie insoluble	99,38
	100,00

A. La partie soluble se compose de

Chaux	0,2963
Acide sulfurique	0,4240
Chlorure de sodium et de magnésium	0,8997
	1,6200

B. La partie insoluble dans l'eau a été attaquée par l'acide chlorhydrique bouillant ; elle a donné un produit insoluble *C* et une partie soluble *D*.

La partie insoluble a été attaquée par le carbonate de soude et de potasse à la fusion du mélange. Ce produit, qui était noir, a blanchi ; la matière noire n'était que du bois partiellement transformé. Dans la masse fondue, nous avons trouvé, en centièmes de concrétions :

Silice	3,191
Alumine	0,029
Oxyde ferrique	0,004
Bois, par différence	0,798

La partie soluble dans l'acide chlorhydrique a fourni en centièmes de concrétions :

Oxyde de cuivre	0,214
Peroxyde de fer	17,674
Alumine	0,707
Chaux	39,330
Magnésie	0,446

Un essai de dosage de l'arsenic, sur les concrétions non lavées, en a donné moins de 0,0002 par kilogramme [1].

Enfin, un dosage d'acide carbonique, fait sur les concrétions lavées à l'eau froide, a donné, pour cent de concrétions :

Acide carbonique	31,410

---

[1] Dans un essai, on a traité 25gr,614 de ces concrétions par l'acide chlorhydrique. La liqueur acide a été précipitée par l'hydrogène sulfuré et les sulfures traités par l'hydro-sulfate d'ammoniaque. La solution ammoniacale, évaporée, oxydée et introduite dans l'appareil de Marsh, a fourni un anneau qui pesait moins d'un vingtième de milligramme.

Nous n'avons pas cherché à pousser plus loin cette analyse, et nous en donnons le tableau suivant, qui y montre les éléments essentiels de l'eau de Balaruc :

Composition des concrétions de Balaruc[1].

Silice	3,191
Acide carbonique	31,410
— sulfurique	0,424
Chlorures de sodium et de magnésium	0,899
Alumine	0,736
Peroxyde de fer	17,678
Oxyde de cuivre	0,214
Chaux	39,626
Magnésie	0,446
Arsenic, moins de	0,00002
Bois transformé	0,798
Eau et pertes	4,578
	100,000

L'eau de Balaruc n'est pas arsenicale. — Avant d'admettre que l'arsenic trouvé dans les concrétions vient de l'eau minérale, il fallait s'assurer qu'il n'a pas une autre origine. Or, l'eau est amenée d'un réservoir spécial, par des tuyaux de plomb, dans les grandes cuves qui se trouvent au premier étage, et d'où l'eau est distribuée pour les bains et pour les douches. Nous avons analysé le plomb de ces tuyaux, et nous l'avons trouvé fortement arsenical ; un dosage nous a donné le nombre suivant :

Arsenic pour cent dans le plomb des tuyaux = 0,0167[2]

Il est donc fort naturel d'admettre que l'arsenic trouvé dans les concrétions vient, non de l'eau minérale, mais bien des

[1] Il ne faut pas confondre cette analyse avec l'analyse du dépôt faite en 1809 par P. Figuier ; les boues analysées par ce chimiste ne viennent pas tout entières de l'eau, qui dépose trop peu.

[2] Pour ce dosage, on avait coupé un morceau de tuyau exempt de concrétions. $5^{gr},4$ de ce plomb ont été oxydés par l'acide nitrique ; le nitrate de plomb, évaporé, a été repris par l'eau et décomposé par l'acide sulfurique. La liqueur, séparée du sulfate de plomb, a été concentrée pour chasser l'acide nitrique et le résidu introduit dans l'appareil de Marsh. Poids de l'anneau arsenical $0^{gr},0009$.

tuyaux, surtout si l'on veut bien remarquer que les dépôts que nous avons analysés étaient fort anciens et avaient longtemps séjourné au contact de ces tuyaux.

De toutes les façons, au point de vue minéralogique, comme au point de vue médical, nous pouvons affirmer que l'eau de Balaruc n'est pas arsenicale.

La source de Balaruc communique-t-elle avec l'étang de Thau? — Pour résoudre cette question, il suffisait de s'assurer que deux éléments qui caractérisent l'eau de Balaruc, l'un, le cuivre par sa présence, l'autre, l'iode par son absence, existent ou n'existent pas dans l'eau de l'étang.

De l'iode dans l'eau de l'étang de Thau.— Nous sommes allés prendre l'eau par un bon vent nord-ouest, à une grande distance du rivage, dans la direction des Onglous. Cette eau a été soumise aux traitements préliminaires par les mêmes réactifs que nous avons indiqués pour la recherche de l'iode dans l'eau de Balaruc. L'iode recherché par le même procédé et les mêmes réactifs a été découvert dans 500^{cc} d'eau de l'étang, avec certitude, quoique en proportion non dosable.

Du cuivre dans l'étang de Thau. — 6 litres d'eau de l'étang de Thau, concentrés et réduits à un très-petit volume avec les précautions indiquées, n'ont pas fourni une trace de cuivre.

Cependant, en évaporant en même temps, dans les mêmes conditions, 40 litres d'eau de notre laboratoire, qui passe par une série de robinets de cuivre, nous y avons retrouvé une quantité de ce métal facile à caractériser, quoique en quantité non pesable. Cette expérience avait été faite à la fois pour servir de témoin à l'analyse de l'eau de Balaruc et à celle de l'étang.

L'analyse de l'eau de l'étang prouve que nos réactifs ne contenaient pas de cuivre ; celle de l'eau du laboratoire prouve que s'il y en avait existé, nous l'aurions trouvé.

Conclusion. — L'eau de Balaruc contient *du cuivre* et pas d'iode.

L'eau de l'étang contient *de l'iode* et pas de cuivre.

Donc, l'eau de Balaruc ne reçoit rien de l'étang.

IV. Considérations finales.

Dans quelle catégorie faut-il classer l'eau de Balaruc, et quel est l'ordre de son importance?

D'abord elle est une eau thermale salée; il n'y a donc pas lieu de la confondre avec les eaux salées froides, dont elle diffère par sa composition et par ses propriétés. Ces eaux sont destinées à remplir d'autres indications que notre eau thermale.

En second lieu, l'analyse chimique et l'analyse clinique font de *l'eau de Balaruc un membre de la famille à laquelle appartiennent Wiesbaden et Bourbonne-les-Bains.*

M. Guibourt (*Histoire des drogues simples*) caractérise l'eau de Bourbonne en disant que cette localité est « célèbre depuis longtemps par ses eaux thermales, qui sont les plus salées que l'on connaisse. » L'eau de Bourbonne est la moins salée des sources de cette famille :

	Chlorure de sodium.
Balaruc-les-Bains....................	7,045
Wiesbaden (Kochbrunnen)............	6,835[1]
Bourbonne.........................	5,785[2]

Les trois eaux de cette famille sont magnésiennes :

	Sels magnésiens.
Balaruc...........................	1,032
Bourbonne.........................	0,392[3]
Wiesbaden.........................	0,207[4]

Elles sont cuivreuses toutes les trois :

	Chlorure de cuivre.
Balaruc...........................	0,0007
Bourbonne.........................	traces[5].
Wiesbaden.........................	traces[6].

1 Frésénius; *Jahresberuth de J. Liebig et H. Kopp.*

2 L. Figuier et Mialhe, *ibid.*

3 L. Figuier et Mialhe, *loc. cit.*

4 Frésénius, *loc. cit.*

5 M. le docteur Tamisier nous a envoyé de l'eau de Bourbonne dans laquelle nous avons constaté des quantités impondérables d'oxyde de cuivre dans 40 litres. Aussi ne peut-on guère chercher le cuivre dans 1 litre de cette eau, tandis qu'il est facile à déceler dans 280cc d'eau de Balaruc.

6 *Jahresberuth de J. Liebig et H. Kopp.*

M. Frésénius n'a trouvé que des traces de cuivre dans les sédiments de Wiesbaden. Nous avons trouvé $0^{gr},214$ d'oxyde de cuivre dans les concrétions de Balaruc. Dans Bourbonne et Wiesbaden, on ne pourrait pas doser le cuivre dans le volume d'eau qui en a permis la pesée pour Balaruc.

En négligeant les sels calcaires et quelques autres substances qui sont à peu près les mêmes dans les trois, ces eaux sont *thermales salées magnésiennes cuivreuses.*

Comme eau thermale salée de cette famille, Balaruc est donc la première, surtout si l'on considére ses éléments les plus actifs. Aussi tel malade qui n'a jamais été purgé à Bourbonne, l'est très-bien à Balaruc; tel autre obtient avec *quatre verres* de cette eau un effet aussi prononcé qu'avec dix verres de Bourbonne (Crouzet). M. Crouzet a constaté par lui-même et sur lui l'exactitude de ces comparaisons.

Le composé cuivrique, à l'existence duquel nous attachons la plus grande importance dans notre eau, n'a pu jusqu'ici être dosé que dans un très-petit nombre d'eaux minérales. On n'a conclu à sa présence dans certaines eaux, que parce qu'on en a trouvé des traces dans leurs dépôts. Cependant en 1828, M. Bley en a trouvé $0^{gr},005$ dans un kilog. de l'eau de l'*Ernabrunnen* dans le Selkethal (Harz). En 1839, Berzélius en trouvait des traces dans l'eau de Saidschütz.

Il est digne d'attention que les eaux qui fournissent du cuivre dans les dépôts, sont celles qui sont très-ferrugineuses, ainsi que l'a remarqué M. Walchner, d'après qui la plupart des minerais ferrugineux contiennent du cuivre et de l'arsenic. Depuis lors, MM. Will, Keller, Fischer, Chevallier, Gobley, Schaeuffele, Filhol, Moitessier, etc., en ont retrouvé dans un grand nombre de dépôts d'eaux françaises. Il en est de même pour l'arsenic.

Mais Balaruc se distingue nettement de toutes ces eaux en ce qu'elle est extrêmement peu ferrugineuse et pas arsenicale, ni par elle-même, ni dans les concrétions qu'elle fournit à la longue, du moins si l'on nous accorde que l'arsenic trouvé par nous venait des tuyaux de plomb qui en contenaient. Cependant elle est très-cuivreuse et remarquable en ce que son cuivre ne se dépose pas proportionnellement au poids du fer ; aussi avons-nous retrouvé du cuivre dans l'eau qui avait laissé déposer par la concentration une partie de ses sels neutres insolubles. Et cela n'a rien de surprenant si le cuivre s'y trouve à l'état de chlorure, les sels de son oxyde pouvant, comme la magnésie, engendrer facilement des sels doubles solubles.

Si nous avons attaché une si grande importance à la détermination du cuivre dans l'eau de Balaruc, c'était dans le but de fixer rigoureusement son espèce et d'expliquer par là son efficacité. Non que nous ayons la prétention d'avoir résolu complètement le problème de l'analyse (nous sommes certains cependant de n'avoir rien laissé échapper d'essentiel), ni d'avoir expliqué absolument toutes les propriétés médicales de cette eau. On ne peut pas, on ne doit pas juger de la valeur et des propriétés d'une eau minérale, d'après l'un ou l'autre de ses composants. Malgré la similitude de composition et l'analogie de propriétés que cette composition peut faire rationnellement supposer, une eau minérale n'en est pas moins, pour le chimiste comme pour le médecin, un tout qui a sa *personnalité* en quelque sorte, et, en fait d'eaux minérales, quelle individualité plus tranchée que l'eau de Balaruc? Une eau minérale agit par l'ensemble de ses composants, et quand nous donnons une importance capitale au cuivre, que notre méthode nous a fait découvrir dans celle-ci, ce n'est pas que nous admettions le moins du monde que le composé cuivrique y agit comme s'il y était seul et dissous dans l'eau pure; nous voulons dire seulement qu'il apporte dans l'activité totale un contingent qui peut expliquer ce qui jusque-là était inexpliqué.

Et maintenant que, par une année de travail, nous avons apporté notre modeste tribut à la connaissance plus complète d'une eau qui est presque la seule en France de son espèce, que l'étranger nous envierait et dont il saurait tirer un si brillant parti, qu'il nous soit permis de faire des vœux.

En premier lieu, il y a nécessité de capter l'eau avec plus de soin qu'on ne l'a fait jusqu'ici, afin de lui conserver la composition que l'analyse y a révélée. Cette nécessité a du reste déjà été formulée par les ingénieurs les plus compétents. Ceci est un intérêt d'humanité.

Trois grandes voies conduisent à Balaruc. Cette station thermale est favorisée par un climat délicieux, par une grande salubrité atmosphérique; on peut y prendre des bains toute l'année, elle se trouve près d'un centre médical de première importance! Comment se fait-il que le nombre des baigneurs n'y augmente pas, tandis que partout ailleurs ils accourent en foule?

Il y a lieu de faire exécuter les lois qui régissent la matière, et d'obtenir du propriétaire les améliorations que son établissement thermal exige impérieusement, tant sous le rapport de l'application médicale que sous le rapport de l'hygiène et du confortable. Ces améliorations, que l'on réclame depuis longtemps, ne sont pas seulement urgentes dans l'intérêt des malades, elles le sont aussi dans celui de nos contrées: elles attireraient une plus grande affluence de visiteurs et pousseraient les habitants eux-mêmes à concourir plus activement à la prospérité d'un établissement à qui elles devraient plus de richesse et de bien-être!

(Extrait du *Montpellier médical*. — Mai 1861.)

BIBLIOTHEQUE NATIONALE DE FRANCE
3 7531 05429050 8

www.ingramcontent.com/pod-product-compliance
Ingram Content Group UK Ltd.
Pitfield, Milton Keynes, MK11 3LW, UK
UKHW021027180726
13838UKWH00004B/1650

9 782329 443041